U0122161

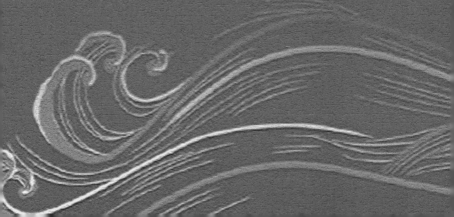

中医舌诊图谱

主编 — 陈家旭

人民卫生出版社
北京·

图书在版编目（CIP）数据

中医舌诊图谱 / 陈家旭主编．—北京：人民卫生
出版社，2023.5（2024.3 重印）

ISBN 978-7-117-34786-0

Ⅰ.①中… Ⅱ.①陈… Ⅲ.①舌诊－图谱 Ⅳ.
① R241.25-64

中国国家版本馆 CIP 数据核字（2023）第 084876 号

| 人卫智网 | www.ipmph.com | 医学教育、学术、考试、健康，
购书智慧智能综合服务平台 |
| 人卫官网 | www.pmph.com | 人卫官方资讯发布平台 |

中医舌诊图谱
Zhongyi Shezhen Tupu

主　　编：陈家旭
出版发行：人民卫生出版社（中继线 010-59780011）
地　　址：北京市朝阳区潘家园南里 19 号
邮　　编：100021
E - mail：pmph @ pmph.com
购书热线：010-59787592　010-59787584　010-65264830
印　　刷：北京顶佳世纪印刷有限公司
经　　销：新华书店
开　　本：889×1194　1/32　印张：4.5
字　　数：113 千字
版　　次：2023 年 5 月第 1 版
印　　次：2024 年 3 月第 2 次印刷
标准书号：ISBN 978-7-117-34786-0
定　　价：59.00 元
打击盗版举报电话：010-59787491　E-mail：WQ @ pmph.com
质量问题联系电话：010-59787234　E-mail：zhiliang @ pmph.com
数字融合服务电话：4001118166　E-mail：zengzhi @ pmph.com

舌诊是中医学的特色诊法,是中医临床诊断疾病的重要依据之一。《辨舌指南》云:"辨舌质可决五脏之虚实,视舌苔可察六淫之浅深。"舌诊在中医临床辨证论治中具有重要作用。

舌诊内容丰富,错综复杂,但若能得其要领,认清客观规律,执简驭繁,临床上便可灵活应用。学习正确的舌诊,最有效的方法是要有直观、清晰的舌诊图。本书精选中医舌诊代表图片271幅(含二维码中图片),经汇总、整理、分类编撰而成。本书分为三部分:第一章舌诊的基础知识,概述舌的形态、结构,舌诊原理和诊舌方法;第二章中医舌诊的内容,从舌的神、色、形、态,以及苔质、苔色等方面进行详细叙述;第三章中医舌诊的临床应用,从综合舌象分析、中医基础证候典型舌象和常见病舌象等方面阐述中医舌诊的临床应用。

本书具有以下特点:①内容全面,精选典型舌象图片271幅(含二维码中图片);②部分图片可呈现高清细节特征,清楚直观;③分别从基础和临床应用等方面详细讲解。内容既丰富又精要,可以帮助读者快速学习、掌握舌诊辨证的技巧。

本书内容清晰简洁,实用性强,既适合中医临床、科研和教学专业人士使用,又可供非中医专业人士学习和参考。本书舌诊图片主要来源于慧医谷科技"中医舌象信息采集管理系统"(型号

"MT-SX-01"），以及国家卫生健康委员会"十四五"规划教材《中医诊断学》（第4版），在此致以谢忱。希望本书能为广大读者直观学习舌诊提供帮助，也期待您提出宝贵意见，以使该书渐臻完善。

《中医舌诊图谱》编委会

2022年10月

目 录

第一章

舌诊的基础知识

第一节　什么是舌诊

舌诊，又称望舌，是通过观察舌象以了解病情的诊察方法，是中医望诊的重点内容，也是最能体现中医诊断学特色的组成部分。所谓舌象，是指舌质和舌苔的外部形象。

清代杨云峰在《临症验舌法》中云："凡内外杂症，亦无一不呈其形，著其色于舌……据舌以分虚实，而虚实不爽焉；据舌以分阴阳，而阴阳不谬焉；据舌以分脏腑、配主方，而脏腑不瘥、主方不误焉。"可见舌诊是中医辨证不可缺少的客观依据，其准确易行、简明有效，是中医临床最可靠、最重要的诊断方法之一。

一、舌的组织结构

舌为一肌性器官,由黏膜和舌肌组成,它附着于口腔底部、下颌骨、舌骨,呈扁平而长形。其主要功能与味觉、发音、搅拌食物协助吞咽有关。舌体的实质主要由肌肉和分布其中的脉络构成,故称为舌质;覆盖在舌面上的一层白色苔状物称为舌苔。

舌体的上面称舌背,下面称舌底,舌背又分为舌体与舌根两部分,以人字沟为分界。习惯上将舌体的前端称舌尖;舌体的中部称舌中;舌体的后部、人字形界沟之前称舌根;舌两边称舌边。舌体的正中有一条纵行沟纹,称舌正中沟。当舌上卷时,可看到舌底,舌底正中有一条纵行皱褶为舌系带。

舌面覆盖一层半透明的黏膜,黏膜皱折形成许多细小突起,称舌乳头。根据舌乳头形态不同,分为丝状乳头、蕈状乳头、轮廓乳头和叶状乳头四种。其中,丝状乳头数目最多,分布在舌尖、舌体和舌边,与脱落细胞、食物残渣、细菌、黏液等混合,形成白色苔状物,构成舌苔。蕈状乳头数目较少,主要分布在舌尖和舌边,其余散布于丝状乳头之间。蕈状乳头的形态、色泽改变,是舌质变化的主要因素。

二、舌诊原理

中医传统理论认为舌与脏腑、经络、气血津液有着密切的联系。

（一）舌与脏腑经络的关系

舌为心之苗,手少阴心经之别系舌本。通过望舌

3

色,可以了解人体气血的运行情况,从而反映"心主血脉"的功能。此外,舌体运动是否灵活自如,语言是否清晰,在一定程度上又能反映"心藏神"的功能;舌为脾之外候,足太阴脾经连舌本,散舌下。舌居口中司味觉,脾开窍于口。中医学认为,舌苔是由胃气蒸化谷气上承于舌面而生成,与脾胃运化功能相应;舌体赖气血充养;肾藏精,足少阴肾经夹舌本;肝藏血、主筋,其经脉络于舌本;肺系上达咽喉,与舌根相连。其他脏腑组织,通过经络直接或间接同舌产生联系。

（二）舌与气血津液的关系

舌为血脉丰富的肌性组织,有赖气血的濡养和津液的滋润。舌体的形质和舌色与气血的盈亏和运行状态有关;舌苔和舌体的润燥与津液的多少有关。舌下肉阜部有唾液腺腺体的开口,中医认为唾为肾液、涎为脾液,为津液的一部分,其生成、输布离不开脏腑功能的作用,尤其与肾、脾胃等脏腑功能密切相关,所以通过观察舌体的润燥,可以判断体内津液的盈亏及病邪性质。

（三）舌象与神的关系

神既是一切生理活动、心理活动的主宰,又包括了生命活动外在的体现。舌具敏锐的味觉,舌体能灵活运动以搅拌食物、形成语言,都离不开神,尤其是心神的主宰和协调。因此,神失常可导致舌体的运动失常、语言不清、味觉不灵等病变,而观察舌象则是察神的一个重要方面。

（四）舌分候脏腑

据历代医籍记载,脏腑病变反映于舌面,具有一定的分布规律,即舌尖属心肺,舌边属肝胆,舌中属脾胃,舌根属肾。但临证时应综合判断,不可生搬硬套。

一、舌诊的方法

（一）舌诊的体位和伸舌姿势

望舌时患者可采取坐位或仰卧位，注意使舌面光线充足，便于观察。伸舌时必须自然地将舌伸出口外，既要张口使舌体充分暴露，又要使舌体尽量放松，舌面平展，舌尖略向下。

（二）望舌的方法

1. 顺序观察舌象　一般先看舌尖、舌中，再舌侧，最后看舌根部。先看舌质，后看舌苔。不可伸舌过分用力，伸舌时间不宜过长，若一次望舌判断不清，令患者稍事休息，重复望舌。

2. 刮舌法和揩舌法　此二法用于鉴别舌苔有根、无根。若刮之不脱或刮而留污，多为里有实邪；刮之易去，舌体明净光滑则多属虚证。

此外，还可以通过舌上味觉的情况，舌体的冷热、麻木、疼痛等异常感觉，舌体运动是否灵活等，进行诊断。

二、诊舌的注意事项

为保障舌诊的真实性和可靠性，必须尽量减少、避免各种非疾病因素对舌象造成影响。

1. 光线影响　望舌以白天充足、柔和的自然光线为佳，光线要直接照射到舌面。光照的强弱与色调，常常会影响正确的判断。

2. 饮食或药品影响　饮食和某些药物可以使舌象发生变化。如进食后，由于口腔咀嚼的摩擦、自洁作用而舌苔由厚变薄；多喝水可使舌苔由燥变润等。

　　某些食物或药物,可以使舌苔着色,称染苔。染苔可在短时间内自然褪去,或经揩舌除去,一般多不均匀地附着于舌面,与病情亦不相符。如发现疑问时,可询问病人的饮食、服药情况,或用揩舌的方法予以鉴别。

　　3.口腔环境对舌象的影响　牙齿残缺可造成同侧舌苔偏厚;镶牙可以使舌边留下齿印;张口呼吸可以使舌苔变干等。这些因素引起的舌象异常,都不能作为人体的病理征象,应加鉴别,以免误诊。

第二章

中医舌诊的内容

第一节　正常舌象

一、正常舌象的特征（图2-1、图2-2）

舌质淡红、鲜明、滋润；舌体大小适中，柔软灵活；舌苔均匀、薄白而湿润。可简述为"淡红舌，薄白苔"。

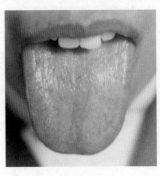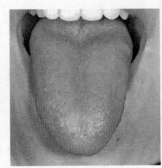

图2-1　正常舌象1　　　　图2-2　正常舌象2

二、舌象的生理变异

舌象可因年龄、体质、气候等因素发生生理性变异。如儿童舌质多淡嫩而舌苔少；老年人舌色较黯红或紫黯；夏季气候炎热潮湿，舌苔较黄而厚腻；秋季气候干燥，舌象微干而欠润；另外因体质禀赋的差异，可以出现先天性裂纹舌、齿痕舌、地图舌等异常舌象，若无明显的症状和体征，皆属生理性变异。

一、舌神

舌神,属于中医望神的一部分,主要观察舌质的色泽和灵动两方面。

(一)荣舌(图2-3、图2-4)

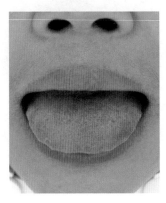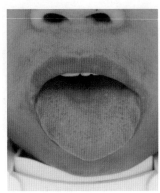

图2-3　荣舌1　　　　　　图2-4　荣舌2

舌质红润鲜明有光泽,运动灵活、富有生气。

临床意义

表明脏腑气血充盈,精神健旺,属于正常舌象;或虽病,病情轻浅易治,属于善候。

（二）枯舌（图2-5、图2-6）

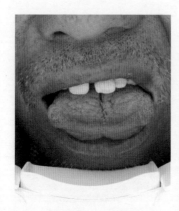 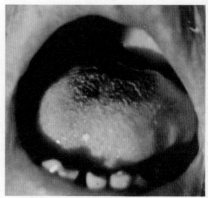

图2-5　枯舌1　　　　　　　　图2-6　枯舌2

舌象特征

凡舌质晦黯、枯涩，运动失灵，死板缺乏生气。

临床意义

气血大亏，精神衰败，属于病凶恶候，预后不佳。

二、舌色

舌色,即舌质的颜色,一般可分为淡红、淡白、红、绛、紫、青几种颜色,主要反映气血阴阳状况和病邪的属性。

(一)淡红舌(图 2-7、图 2-8)

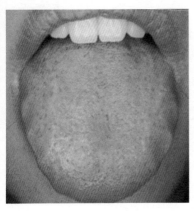 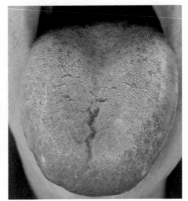

图 2-7 淡红舌 1   图 2-8 淡红舌 2

舌象特征

舌色淡红润泽,白中透红,不深不浅,均匀适中。

临床意义

为气血调和的表现,多见于正常人。或外感病等初起,病情轻浅。

（二）淡白舌（图 2-9、图 2-10）

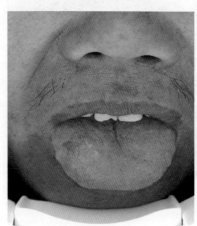

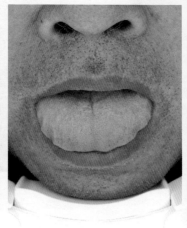

图 2-9　淡白舌 1　　　　　　　　图 2-10　淡白舌 2

舌象特征

较淡红舌浅淡，舌色红少白多。

临床意义

见于阳虚证或气血两虚证。因阳气不足，不能推动气血运行，或气血两虚不能运达并营养舌体组织，故舌色浅淡而白。

（三）枯白舌（图2-11、图2-12）

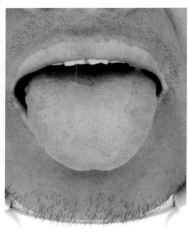 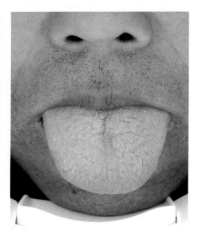

图2-11　枯白舌1　　　　　　　图2-12　枯白舌2

舌象特征

舌色白而全无红色，且无光泽。

临床意义

主精血亏耗，全身气血极度虚损。

（四）红舌（图 2-13、图 2-14）

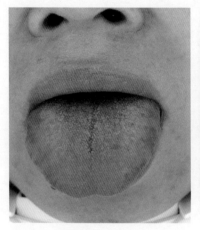 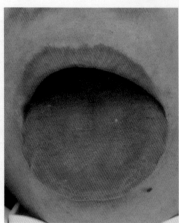

图 2-13 红舌 1　　　　　　　　图 2-14 红舌 2

舌象特征

舌色鲜红，较淡红舌更深。

临床意义

见于热证。因邪热亢盛而致气血沸涌，舌体血络充盈，则舌色鲜红。若舌红、苍老坚敛，或起芒刺，伴苔黄或灰黑而干，属于实热证；若舌红、少苔而干，或有裂纹，或光红无苔，多为虚热证。若舌尖红赤，多为心火上炎；舌两边红赤，多为肝胆热盛。

(五)绛舌(图2-15、图2-16)

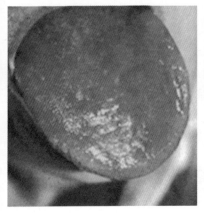

图2-15 绛舌1

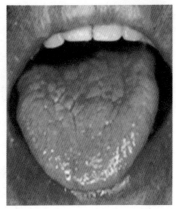

图2-16 绛舌2

舌象特征

红舌进一步发展,较红舌的颜色更深。

临床意义

主热证。有外感与内伤之分。外感热病,热入营血,耗伤营阴,血液浓缩,热血充斥于舌络,则舌绛、有苔;内伤病,阴虚水涸,虚火上炎于舌络,则舌色红绛、少苔。舌色越红,则病位越深。

（六）紫舌（图 2-17、图 2-18）

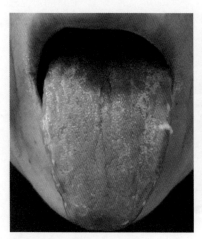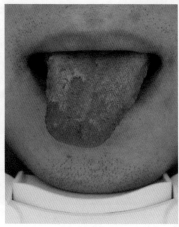

图 2-17　紫舌 1　　　　　　　　图 2-18　紫舌 2

舌象特征

全舌呈现均匀青紫或泛现青紫色。

临床意义

为气血运行不畅之象。若全舌紫伴有舌上瘀斑瘀点，多为瘀血内阻；若舌紫因肝失疏泄或肺失宣发、肃降而致，多为气滞血瘀；若舌紫因气虚而致，多为气虚血瘀；若舌紫因外伤而致，多为外伤瘀血。

（七）绛紫舌（图 2-19、图 2-20）

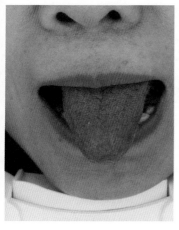

图 2-19　绛紫舌 1

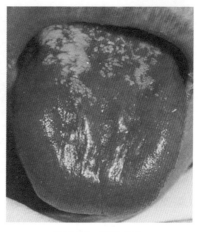

图 2-20　绛紫舌 2

舌象特征

由红绛舌进一步发展而来，较红绛舌更深更黯。

临床意义

多为热极有瘀之象。提示热毒炽盛，深入营血，营阴受灼，血行不畅，多表现为舌绛紫而干枯少津。

（八）淡紫舌（图 2-21、图 2-22）

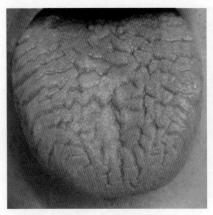 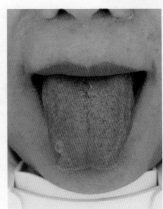

图 2-21　淡紫舌 1　　　　　图 2-22　淡紫舌 2

舌象特征

淡白舌基础上而泛现紫色。

临床意义

多见于寒证。有实寒和虚寒之分。若阴寒内盛，阳气不宣，气血不畅，血脉瘀滞，见舌淡紫甚或青紫而润；若阳气虚弱，运血乏力，血脉瘀滞，见舌淡紫、胖嫩而润。

（九）瘀斑、瘀点舌（图2-23、图2-24）

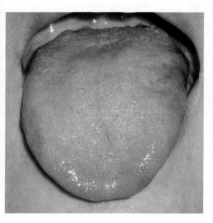

图2-23　瘀斑、瘀点舌1

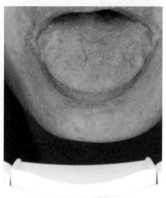

图2-24　瘀斑、瘀点舌2

舌象特征

舌面上出现大小不一的青紫斑块，常伴有舌色紫黯。

临床意义

多见于脏腑或局部气血瘀滞。

（十）青舌（图 2-25、图 2-26）

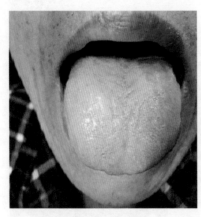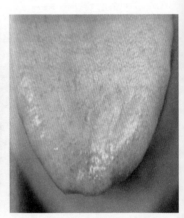

图 2-25 青舌 1　　　　　　　图 2-26 青舌 2

舌象特征

全舌呈均匀青色，古书形容如水牛之舌。

临床意义

多见气血瘀滞之象，主阴寒证、血瘀证。乃阴寒内盛，阳气受阻，血液凝涩不行所致。阴寒盛所致者，必兼畏寒肢冷、身痛剧烈等寒象；血瘀所致者，伴见局部肿胀青紫、刺痛拒按等血瘀之象。此外，青紫舌还可见于某些先天性心脏病，或药物、食物中毒等病。

三、舌形

舌形是指舌的形状,包括老嫩、肿胀、胖大、瘦薄、裂纹、齿痕、点刺等舌的异常形状变化。

(一)老舌(图 2-27、图 2-28)

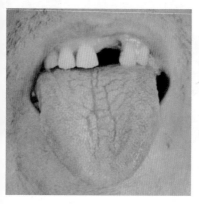 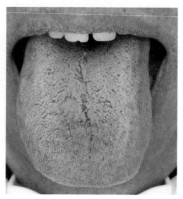

图 2-27　老舌 1　　　　　　　图 2-28　老舌 2

舌象特征

舌体纹理粗糙,形色坚敛,舌色较黯。

临床意义

多见于实证、热证。病邪或邪热亢盛,正邪剧争,气血壅滞,致使舌质形色坚敛苍老。

（二）淡嫩舌（图 2-29、图 2-30）

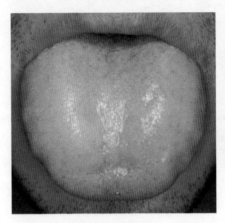

图 2-29 淡嫩舌 1

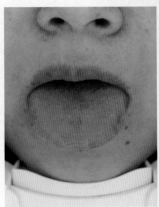

图 2-30 淡嫩舌 2

舌象特征

舌质纹理细腻，其色娇嫩浅淡，其形多浮胖。

临床意义

多见于气血亏虚证，阳虚证。气血亏虚，不能充盈舌体，或阳虚生寒，水湿不化，以致舌质色淡、浮胖娇嫩。

（三）红嫩舌（图 2-31、图 2-32）

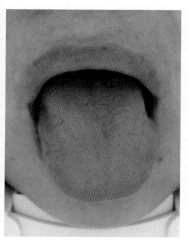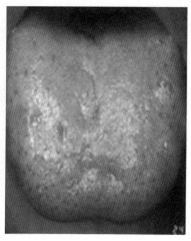

图 2-31　红嫩舌 1　　　　　　　图 2-32　红嫩舌 2

舌象特征

舌质纹理细腻,其色娇嫩偏红,其形多浮胖。

临床意义

多见于气阴两虚。气虚不能推动血行,则舌体娇嫩;阴虚不能制阳,
则舌质偏红;气阴两虚终致舌体显得娇嫩偏红。

（四）胖大舌（图 2-33、图 2-34）

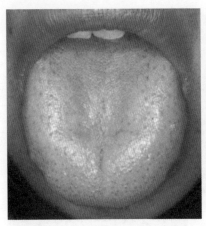
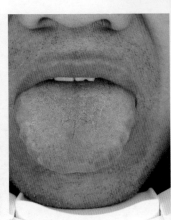

图 2-33　胖大舌 1　　　　　　　图 2-34　胖大舌 2

舌象特征

舌体比正常舌体大而厚，伸舌满口，舌色偏淡，常伴舌边齿痕。

临床意义

多见于脾肾阳虚，水湿痰饮内停证。脾肾阳虚，津液气化、输布、排泄障碍，水湿上泛而致舌体胖大，且舌色偏淡。

（五）齿痕舌（图2-35、图2-36）

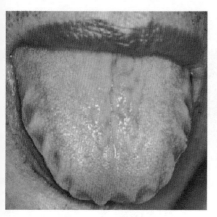

图2-35　齿痕舌1

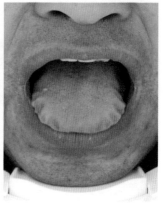

图2-36　齿痕舌2

舌象特征

舌两边呈齿痕状，伴舌体胖大、不胖大均可见。

临床意义

多见于脾肾阳虚，水湿痰饮内停证、气血两虚证。齿痕舌伴舌色淡舌体胖大者，多由气虚、阳虚，津液内停所致。若舌体不胖而边有齿痕，兼舌质淡嫩者，多属气血两虚。

（六）肿胀舌（图 2-37、图 2-38）

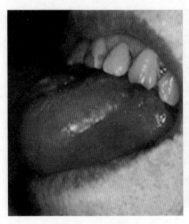

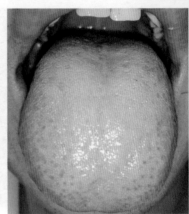

图 2-37　肿胀舌 1　　　　　　　　图 2-38　肿胀舌 2

舌象特征

舌体肿大厚实，胀塞满口，甚则吐出不能缩回，舌色鲜红或青紫。

临床意义

见于温热病邪热入血分；或中毒。若心脾积热，血气上壅，而致舌体肿胀，多见舌色鲜红。若温热病邪深入血分，血热上壅舌体，则见舌体肿胀，多伴舌色红绛。酒毒或食物中毒而致血液凝涩，络脉瘀滞，可见舌肿胀，多伴舌色青紫或紫黯。

（七）红瘦舌（图 2-39、图 2-40）

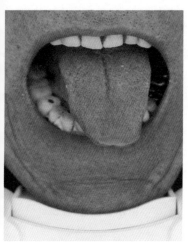
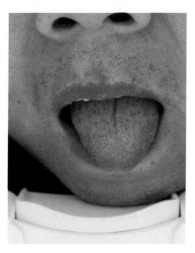

图 2-39　红瘦舌 1　　　　　图 2-40　红瘦舌 2

舌象特征

舌体比正常舌体瘦薄，舌质红或绛，舌干，少苔或无苔。

临床意义

见于阴虚火旺证。阴液不足不能充盈舌体，则舌体瘦薄；阴虚不能制阳，火热上壅舌体，则舌质色红或绛；火灼津液，则舌质干而少苔或无苔。

图14

（八）淡瘦舌（图2-41、图2-42）

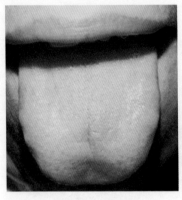 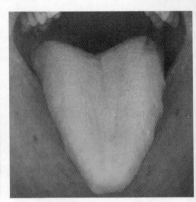

图2-41　淡瘦舌1　　　　　　　图2-42　淡瘦舌2

舌象特征

舌体比正常舌瘦小而薄，舌质淡白。

临床意义

多见于气血两虚。气血不足，不能充盈舌体，故舌体瘦薄而色淡。

（九）点、刺舌（图2-43、图2-44）

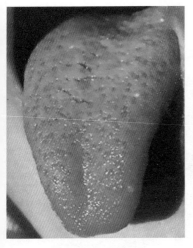 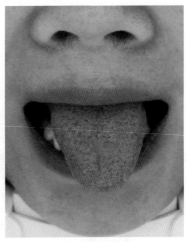

图 2-43　点、刺舌 1　　　　　图 2-44　点、刺舌 2

舌象特征

蕈状乳头体积增大，数目增多，乳头内充血水肿，舌面见鼓起红色、白色或黑色的小点。若蕈状乳头增大、高突，并形成尖锋，形如芒刺，抚之棘手，称为芒刺舌。

临床意义

多见于脏腑阳热亢盛，或血分热盛。如舌尖生点刺，多为心火亢盛；舌边生点刺，多属肝胆火旺；舌中生点刺，多为胃肠热盛。点刺鲜红舌为血热，点刺绛紫舌为热盛而气血壅滞，红舌有芒刺属营分郁热。红舌红点属湿热、疫毒入血，或热毒乘心，或湿热内蕴。红舌白点属热毒炽盛，或脾胃气虚而热毒攻冲。舌质焦紫起刺，状如杨梅，为血分热毒极盛所致，多见于烂喉痧。

图16

（十）裂纹舌（图 2-45、图 2-46）

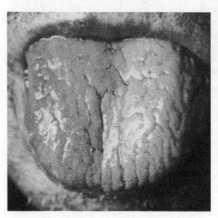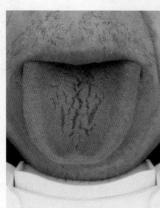

图 2-45　裂纹舌 1　　　　　　　　图 2-46　裂纹舌 2

舌象特征

舌面上出现各种形状的裂纹、裂沟，深浅不一，多少不等。裂纹或裂沟中有舌苔覆盖，多见于先天性裂纹舌，属正常；若无舌苔覆盖者，则属病理裂纹舌。

临床意义

多为精血亏虚，阴液亏虚，舌体失养所致。若舌色浅淡而有裂纹，是血虚不润；舌色红绛而有裂纹，为热盛伤津，或阴津耗损；舌淡白胖嫩，边有齿痕，而又有裂纹者，属脾虚湿困。

四、舌态

舌态,指的是舌的动态活动,包括僵硬舌、痿软舌、颤动舌、歪斜舌、吐弄舌、短缩舌、震颤舌等异常舌态。

(一)强硬舌(图2-47、图2-48)

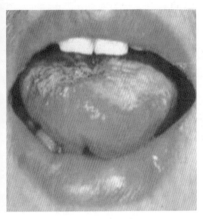 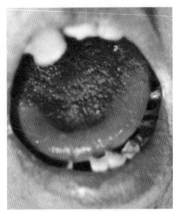

图2-47　强硬舌1　　　　　　　　　图2-48　强硬舌2

舌象特征

舌体僵硬强直,运动不灵,伴语言謇涩不清。

临床意义

多见于热入心包,高热伤津,肝风夹痰或风痰阻络。温热病,热入心包,扰乱心神,舌无主宰而致;高热伤津,经脉失养,舌体僵硬;肝阳上亢,风火夹痰上攻,舌失濡养,舌体僵硬,常伴肢麻、眩晕,为中风先兆;风痰阻络,舌失所养,舌体强硬,常伴口眼歪斜、苔厚腻。

（二）痿软舌（图2-49、图2-50）

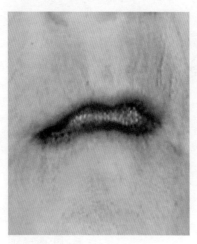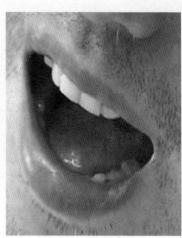

图2-49　痿软舌1　　　　　　　图2-50　痿软舌2

舌象特征

舌体软弱，无力伸缩和回旋。

临床意义

多见阴液亏损，或气血两虚。舌痿软而舌质红绛、少苔，多见于外感热病后期邪热伤阴，或内伤阴虚火旺；舌痿软而舌质淡瘦无华，多见于气血严重虚衰。

（三）歪斜舌（图2-51、图2-52）

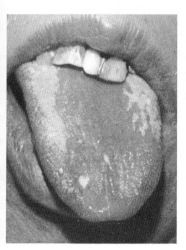

图2-51 歪斜舌1

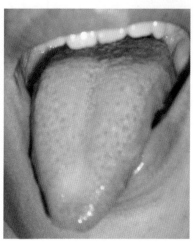

图2-52 歪斜舌2

舌象特征

伸舌时，舌体不自主地偏向一侧。

临床意义

多见肝风夹痰，或痰瘀阻络。肝阳化风夹痰阻络，或痰瘀阻络，舌失所养，则见歪斜舌。

（四）颤动舌

舌象特征

伸舌时，舌体不自主地颤动、动摇不宁，不能自止。

临床意义

为肝风内动之征。舌颤动而舌质淡白，多见于血虚动风；舌颤动而舌质红、少苔，多见于阴虚动风；舌颤动而舌质红绛，多见热极生风或肝阳化风。

（五）吐弄舌

舌象特征

吐舌，舌伸于口外，不即回缩；弄舌，伸舌反复舔舐口唇四周。

临床意义

多见于心、脾二经有热。吐舌多见于疫毒攻心或正气已绝，往往全舌色紫。弄舌多见于动风先兆，或小儿智能发育不全。

（六）短缩舌（图2-53、图2-54）

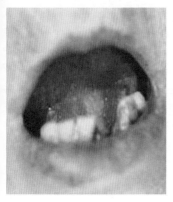 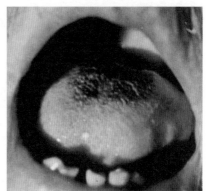

图2-53　短缩舌1　　　　　　　　图2-54　短缩舌2

舌象特征

舌体卷缩，不能伸出，甚则舌不抵齿。

临床意义

多见于危重证候，或寒凝筋脉，或气血虚衰，或热极生风，或风痰阻络。舌短缩伴舌淡紫或青紫而润，属寒凝筋脉；舌短缩伴舌红绛而干，属热病伤津，或热极生风；舌短缩而胖大，多属风痰阻络；舌短缩伴舌质淡嫩者，属气血衰败。

五、舌下络脉

舌下络脉是位于舌系带两侧纵行的大络脉。望舌下络脉主要观察舌下络脉的粗细、颜色、有无怒张、有无弯曲等改变。

（一）正常舌下络脉（图 2-55、图 2-56）

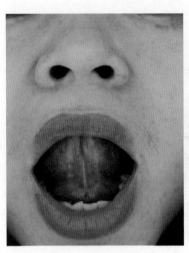 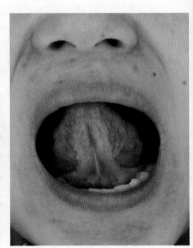

图 2-55　正常舌下络脉 1　　　　图 2-56　正常舌下络脉 2

舌象特征

舌下络脉管径不超过 2.7mm，长度不超过舌尖至舌下肉阜连线的 3/5，由细渐粗，呈淡紫色，脉络无怒张、紧束、弯曲、增生，排列有序。

临床意义

见于健康人群。

（二）异常舌下络脉（图 2-57、图 2-58）

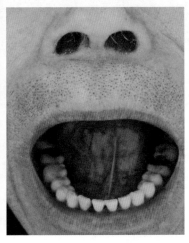

图 2-57　异常舌下络脉 1

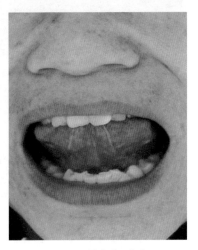

图 2-58　异常舌下络脉 2

舌象特征

可见舌下络脉色紫，脉形粗胀，弯曲柔软，或周围有结节色不深者；亦可见舌下络脉色青或淡紫，脉形直而紧束者；亦可见舌底瘀丝，其色多青或紫，在脉络之间有紫色瘀点。

临床意义

脉形粗胀者常由气滞血瘀所致；脉形直而紧束者常由寒凝血瘀，或阳虚气血运行不畅所致；舌底瘀丝多见于各种血瘀证。

一、苔质

（一）薄苔（图 2-59、图 2-60）

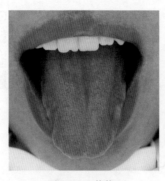 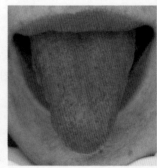

图 2-59 薄苔 1　　　　　　　图 2-60 薄苔 2

舌象特征

透过舌苔能隐隐见到舌质，称"见底苔"。

临床意义

见于正常人，亦主表证或者病情轻浅的里证。

（二）厚苔（图 2-61、图 2-62）

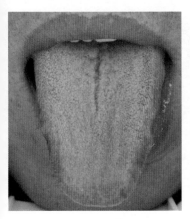

图 2-61　厚苔 1

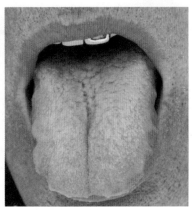

图 2-62　厚苔 2

舌象特征

若透过舌苔见不到苔下的舌质，称"不见底苔"。

临床意义

主邪盛入里，或内有痰、饮、水、湿、食积等。舌苔由薄转厚为病情由轻转重之征象。

（三）润苔（图 2-63、图 2-64）

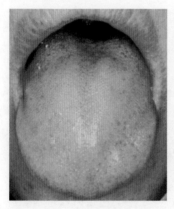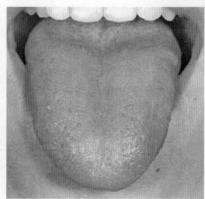

图 2-63　润苔 1　　　　　　　　　图 2-64　润苔 2

舌象特征

舌苔干湿适中，不滑不燥。

临床意义

润苔可见于健康人，若见于病人则提示体内津液未伤。

（四）滑苔（图 2-65、图 2-66）

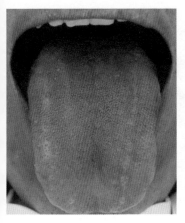

图 2-65　滑苔 1

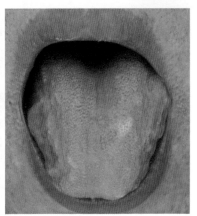

图 2-66　滑苔 2

舌象特征

舌面水分过多，伸舌欲滴，扪之湿而滑。

临床意义

水湿内聚之象，多见于阳虚、寒湿或津液内停之证。

（五）燥苔（图 2-67、图 2-68）

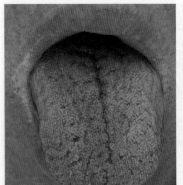 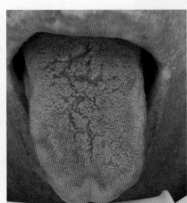

图 2-67　燥苔 1　　　　　　　　图 2-68　燥苔 2

舌象特征

舌苔干燥，扪之无津，甚则干裂。

临床意义

体内津液已伤；或阳气为痰饮水湿等所阻，致气不化津，津液不能
上承。

（六）糙苔（图 2-69、图 2-70）

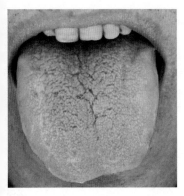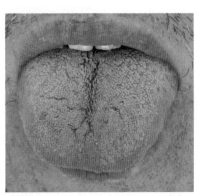

图 2-69　糙苔 1　　　　　　　　图 2-70　糙苔 2

舌象特征

舌苔毫无水分，苔质粗糙。

临床意义

热盛伤津之重症，多由燥苔加重而成。

（七）腻苔（图 2-71、图 2-72）

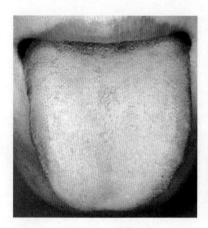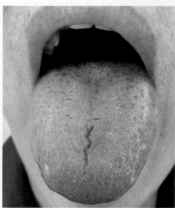

图 2-71　腻苔 1　　　　　　　　　图 2-72　腻苔 2

舌象特征

苔质颗粒细腻致密，均匀成片，紧贴舌面，揩之不去，刮之不易脱落。

临床意义

提示浊邪内蕴，阳气被遏，主湿浊、痰饮、食积。

（八）腐苔（图 2-73、图 2-74）

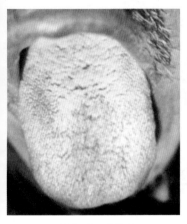

图 2-73　腐苔 1

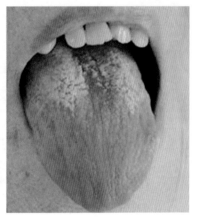

图 2-74　腐苔 2

舌象特征

苔质疏松，颗粒粗大不齐，状如豆腐渣堆积于舌面，揩之可去。

临床意义

胃气衰败，湿浊上泛，多见于食积、痰浊久积不化，胃气大伤，或见于内痈、湿热口糜等病后期，为胃气将亡之象。

（九）剥苔（图 2-75、图 2-76）

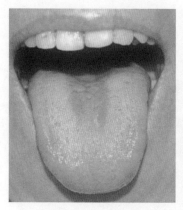

图 2-75　剥苔 1

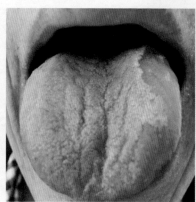

图 2-76　剥苔 2

舌象特征

舌苔部分脱落,脱落处光滑无苔。

临床意义

胃气、胃阴不足,或气血两虚。

（十）类剥苔（图2-77、图2-78）

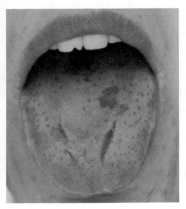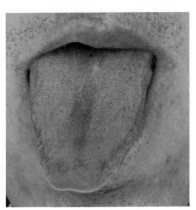

图2-77　类剥苔1　　　　　　图2-78　类剥苔2

舌象特征

舌面苔剥处并不光滑,仍有新生苔质颗粒可见。

临床意义

血虚,或气血两虚,或胃气不足,消化功能减弱。

（十一）花剥苔（图 2-79、图 2-80）

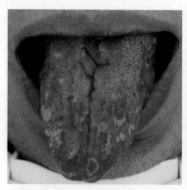 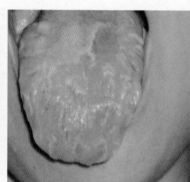

图 2-79　花剥苔 1　　　　　　　　图 2-80　花剥苔 2

> 舌象特征

舌苔斑片状剥落，未剥落处仍有腻苔或白苔。

> 临床意义

胃气已虚，湿浊未化。

（十二）地图舌（图2-81、图2-82）

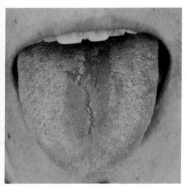 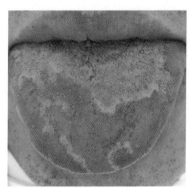

图2-81　地图舌1　　　　　　　　图2-82　地图舌2

舌象特征

舌苔大片剥落，边缘突起，界限清楚，剥落部位时时转移。

临床意义

气阴两虚，或体质过敏者多见。

（十三）镜面舌（图 2-83、图 2-84）

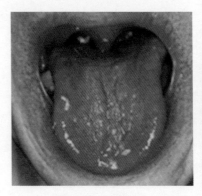 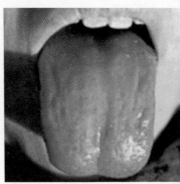

图 2-83　镜面舌 1　　　　　　　　　图 2-84　镜面舌 2

舌象特征

剥苔中最严重的一种，指苔剥落殆尽，舌面光滑如镜。

临床意义

多见于疾病严重阶段，提示胃阴干涸。

二、苔色

（一）白苔（图2-85、图2-86）

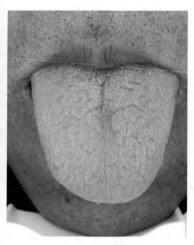
图2-85　白苔1

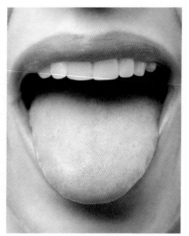
图2-86　白苔2

舌象特征

舌面附着白色的苔状物。

临床意义

白苔主寒证、表证。但临床病情表现复杂，应结合舌色、苔质等具体分析。

（二）薄白苔（图 2-87、图 2-88）

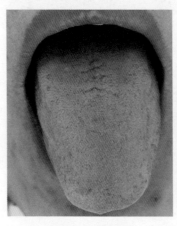

图 2-87 薄白苔 1

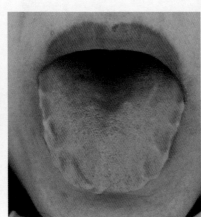

图 2-88 薄白苔 2

舌象特征

苔薄色白，透过苔可见舌体。

临床意义

多见于正常人；或表证初期，病情较轻。

（三）薄白润苔（图 2-89、图 2-90）

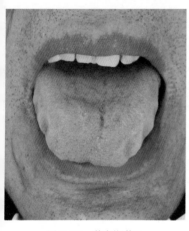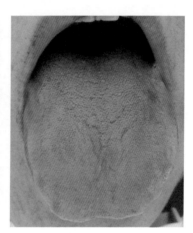

图 2-89　薄白润苔 1　　　　　　　图 2-90　薄白润苔 2

舌象特征

苔薄色白,透过苔可见舌体,舌面湿润。

临床意义

多见于正常人;或表证初期,或内伤杂病病情轻浅、体内无明显热象之时。

（四）薄白干苔（图 2-91、图 2-92）

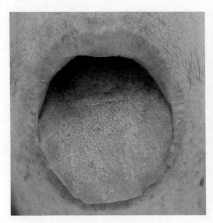 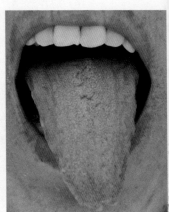

图 2-91　薄白干苔 1　　　　　图 2-92　薄白干苔 2

舌象特征

苔薄色白，透过苔可见舌体，舌面少津。

临床意义

多见于风热表证。

（五）薄白滑苔（图2-93、图2-94）

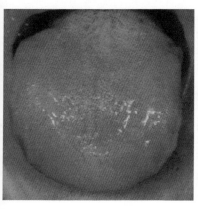 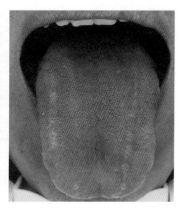

图2-93　薄白滑苔1　　　　　　　图2-94　薄白滑苔2

舌象特征

苔薄白而滑，津津而润。

临床意义

外感寒湿，或脾阳虚而水湿内停。

（六）白厚苔（图 2-95、图 2-96）

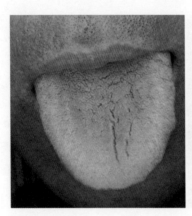
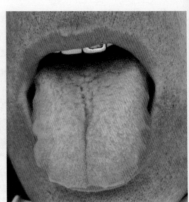

图 2-95　白厚苔 1　　　　　　　　　图 2-96　白厚苔 2

舌象特征

苔色呈乳白或粉白色，苔质厚，不见舌体。

临床意义

多为里寒证，或者寒湿证。

（七）白厚燥苔（图2-97、图2-98）

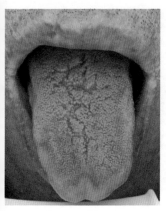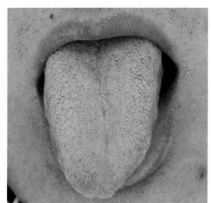

图2-97　白厚燥苔1　　　　　　图2-98　白厚燥苔2

舌象特征

苔色呈乳白或粉白色，苔质厚而干燥。

临床意义

湿浊内困，气不化津。

(八)白厚腻苔(图 2-99、图 2-100)

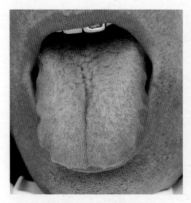 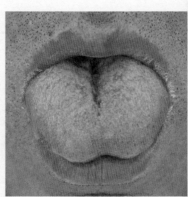

图 2-99　白厚腻苔 1　　　　　　　图 2-100　白厚腻苔 2

舌象特征

苔色呈乳白或粉白色,苔质厚,紧贴舌面,舌面湿润。

临床意义

湿浊内困,痰饮停聚或食积。

（九）积粉苔（图2-101、图2-102）

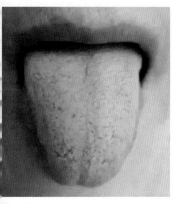 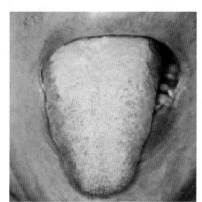

图2-101　积粉苔1　　　　　　图2-102　积粉苔2

舌象特征

苔白厚如积粉，扪之不燥。

临床意义

外感温热病，浊邪与热毒互结。

（十）薄黄苔（图 2-103、图 2-104）

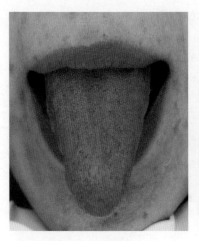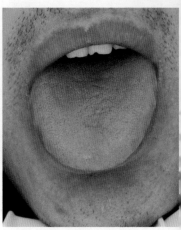

图 2-103　薄黄苔 1　　　　　　　图 2-104　薄黄苔 2

舌象特征

苔薄色黄或淡黄。

临床意义

热邪较轻，多见于风热表证或风寒化热入里初期。

（十一）深黄苔（图 2-105、图 2-106）

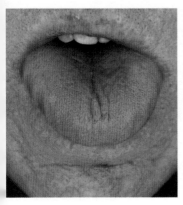 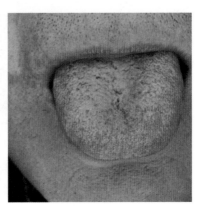

图 2-105　深黄苔 1　　　　　　　图 2-106　深黄苔 2

舌象特征

苔色深黄而略厚，又名正黄苔。

临床意义

为里热炽盛之实热证。

（十二）焦黄苔（图 2-107、图 2-108）

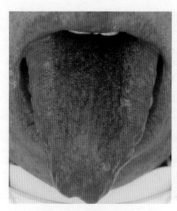 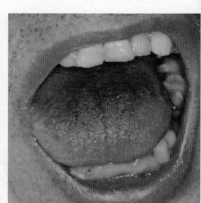

图 2-107　焦黄苔 1　　　　　　　　图 2-108　焦黄苔 2

> 舌象特征

黄苔中夹有灰褐色或黑褐色，又称老黄苔。

> 临床意义

为邪热炽盛，日久不化之象。

(十三)黄腻苔(图2-109、图2-110)

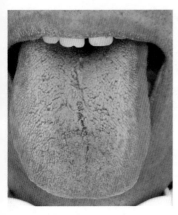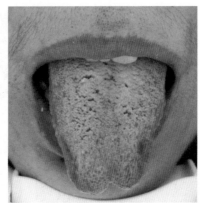

图2-109　黄腻苔1　　　　　　　图2-110　黄腻苔2

舌象特征

苔色黄,苔质黏腻。

临床意义

主湿热,痰湿化热或食积化热。

（十四）黄燥苔（图 2-111、图 2-112）

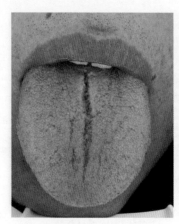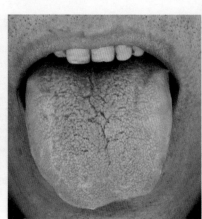

图 2-111　黄燥苔 1　　　　　　　　　图 2-112　黄燥苔 2

舌象特征

苔色黄，苔质干硬粗松，扪之粗糙。

临床意义

主热邪伤津，或肠热腑实。

（十五）灰黑干苔（图2-113、图2-114）

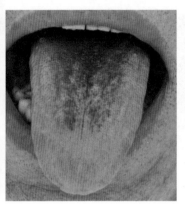

图2-113　灰黑干苔1

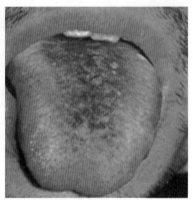

图2-114　灰黑干苔2

舌象特征

苔色浅黑或者色黑，舌面干燥。

临床意义

主热极伤阴、阴虚火旺。

（十六）灰黑润苔（图2-115）

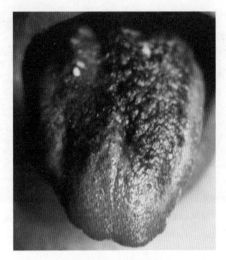

图 2-115　灰黑润苔

舌象特征

苔色浅黑或者色黑，舌面湿润。

临床意义

主阴盛阳虚、痰湿久郁。

第三章

中医舌诊的临床应用

第一节 临床舌象综合分析

一、舌神

（一）淡红舌、薄白苔（有神、荣舌）

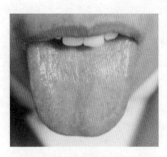

图 3-1　淡红舌、薄白苔

舌象特征（图3-1）

1. 舌质

色：淡红；

形：老嫩适中。

2. 舌苔

苔质：薄、干湿适中；

苔色：白。

临床主证

（1）健康人。

（2）外感表证初期。

（二）短缩舌、焦黑苔（无神、枯舌）

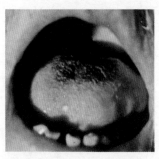

图 3-2　短缩舌、焦黑苔

舌象特征（图3-2）

1. 舌质

色：淡白；

形：胖大、齿痕；

态：短缩。

2. 舌苔

苔质：厚、干、焦枯；

苔色：中间色黑、周围色黄。

临床主证

（1）寒热夹杂、里寒外热。

（2）津枯血燥。

二、舌色

（一）淡白湿润舌、薄白苔

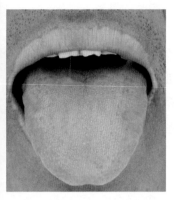

图 3-3　淡白湿润舌、薄白苔

舌象特征(图 3-3)

1. 舌质

色:淡白;

形:偏嫩、湿润、轻度齿痕。

2. 舌苔

苔质:薄、润;

苔色:白。

临床主证

（1）阳气虚,水湿不化。

（2）脾胃虚,水湿内停。

（二）淡白干燥舌、薄白苔

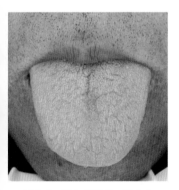

图 3-4　淡白干燥舌、薄白苔

舌象特征(图 3-4)

1. 舌质

色:淡白;

形:偏老、干燥、裂纹。

2. 舌苔

苔质:薄、燥;

苔色:白。

临床主证

（1）气虚,气不布津。

（2）精血亏耗。

（三）淡白干燥瘀斑舌、薄白苔

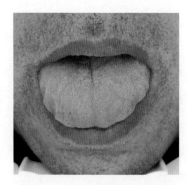

图 3-5　淡白干燥瘀斑舌、薄白苔

舌象特征（图 3-5）

1. 舌质

色：淡白、舌尖瘀点瘀斑；

形：偏老、干燥。

2. 舌苔

苔质：薄、燥；

苔色：白。

临床主证

（1）气虚，行血无力而致瘀血之证。

（2）气虚，气不布津。

（四）淡红点刺舌、薄白苔

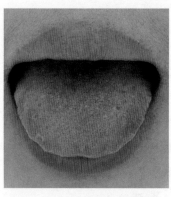

图 3-6　淡红点刺舌、薄白苔

舌象特征（图 3-6）

1. 舌质

色：淡红、边尖色红；

形：干燥、点刺。

2. 舌苔

苔质：薄、燥；

苔色：白。

临床主证

（1）风热表证初期。

（2）心火亢盛。

（五）淡红齿痕舌、黄薄苔

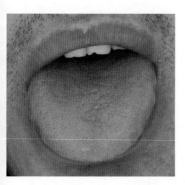

图 3-7　淡红齿痕舌、黄薄苔

舌象特征（图 3-7）

1. 舌质

色：淡红；

形：嫩、轻微齿痕。

2. 舌苔

苔质：薄、少苔；

苔色：黄。

临床主证

（1）风热表证。

（2）风寒入里化热。

（六）红舌、黄腻苔

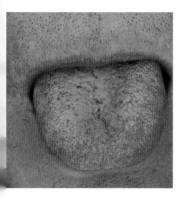

图 3-8　红舌、黄腻苔

舌象特征（图 3-8）

1. 舌质

色：红；

形：干燥、略苍老。

2. 舌苔

苔质：中间厚、腻；

苔色：黄。

临床主证

（1）实热证。

（2）外感表邪入里化热。

（3）中焦湿热。

（七）红嫩舌、少苔

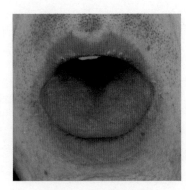

图 3-9 红嫩舌、少苔

舌象特征（图 3-9）

1. 舌质

色：红；

形：嫩。

2. 舌苔

苔质：少苔；

苔色：白。

临床主证

（1）虚热证，或热盛伤阴。

（2）邪气减退，气阴两伤。

（3）胃阴不足。

（八）红点刺舌、黄腻苔

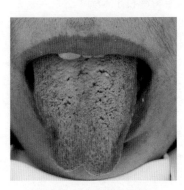

图 3-10 红点刺舌、黄腻苔

舌象特征（图 3-10）

1. 舌质

色：红；

形：老、舌尖点刺。

2. 舌苔

苔质：厚、腻；

苔色：黄。

临床主证

（1）邪热传里，里热炽盛。

（2）下焦湿热。

（3）痰热互结。

（九）红绛裂纹舌、白腻苔

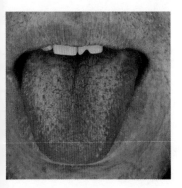

图3-11　红绛裂纹舌、白腻苔

舌象特征（图3-11）

1. 舌质

色：深红；

形：老、细小裂纹、舌尖点刺。

2. 舌苔

苔质：两边厚、腻,中间薄；

苔色：白。

临床主证

（1）里热炽盛。

（2）肝胆湿热。

（3）湿热胶着,气血壅滞。

（十）红绛瘀斑舌、薄白苔

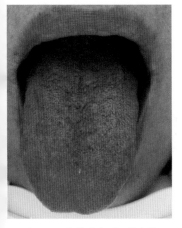

图3-12　红绛瘀斑舌、薄白苔

舌象特征（图3-12）

1. 舌质

色：红绛、瘀斑；

形：细小裂纹。

2. 舌苔

苔质：薄；

苔色：白。

临床主证

（1）热入营血。

（2）瘀血阻络。

（3）邪热亢盛,气血沸涌。

（十一）黯红裂纹瘦舌、灰黑苔

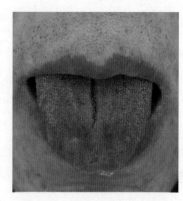

图 3-13 黯红裂纹瘦舌、灰黑苔

舌象特征（图 3-13）

1. 舌质

色：深红、瘀斑；

形：裂纹、瘦。

2. 舌苔

苔质：薄、润；

苔色：灰黑。

临床主证

（1）阴盛阳虚、痰湿久郁。

（2）瘀血阻络、津液不布。

（十二）绛紫点刺瘦舌、薄白苔

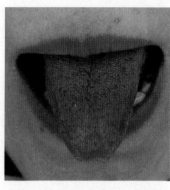

图 3-14 绛紫点刺瘦舌、薄白苔

舌象特征（图 3-14）

1. 舌质

色：紫红；

形：舌边及舌尖点刺、瘦。

2. 舌苔

苔质：薄、干；

苔色：白。

临床主证

（1）心肝火盛。

（2）血分热盛。

（3）阴虚、虚火灼津。

(十三)绛紫光莹舌、浮腐苔

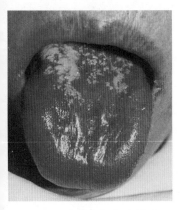

图3-15 绛紫光莹舌、浮腐苔

舌象特征(图3-15)

1. 舌质

色:紫红;

形:肿胀。

2. 舌苔

苔质:舌苔剥脱殆尽、舌根处苔浮、腐;

苔色:舌根白腐。

临床主证

(1)胃气衰败,湿邪上犯。

(2)热入营血、胃阴干涸。

(十四)绛舌、黑干苔

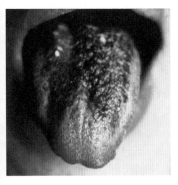

图3-16 绛舌、黑干苔

舌象特征(图3-16)

1. 舌质

色:深红;

形:瘦、芒刺。

2. 舌苔

苔质:厚、燥裂;

苔色:黑。

临床主证

(1)热极津枯。

(2)下焦热盛、热毒乘心。

(3)痰热腑实,胃气将败。

(十五)青紫裂纹舌、白腻苔

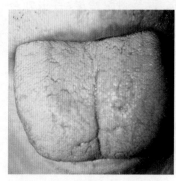

图 3-17 青紫裂纹舌、白腻苔

舌象特征(图 3-17)

1. 舌质

色:青紫;

形:胖大、裂纹。

2. 舌苔

苔质:厚、腻;

苔色:白。

临床主证

(1)寒凝血瘀。

(2)阴寒夹湿,水气不化。

(3)痰湿夹瘀。

三、舌形

（一）淡红裂纹老舌、白燥苔

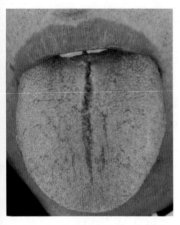

图 3-18　淡红裂纹老舌、白燥苔

舌象特征（图 3-18）

1. 舌质

色：淡红；

形：胖大、苍老、舌中裂纹。

2. 舌苔

苔质：厚、腻、燥；

苔色：白。

临床主证

（1）血虚不润。

（2）脾阳虚损，气不化津。

（二）红嫩舌、少苔

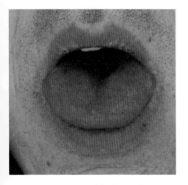

图 3-19　红嫩舌、少苔

舌象特征（图 3-19）

1. 舌质

色：红；

形：嫩。

2. 舌苔

苔质：薄；

苔色：白。

临床主证

（1）气阴两虚。

（2）气虚，津液不布。

（三）淡嫩舌、水滑苔

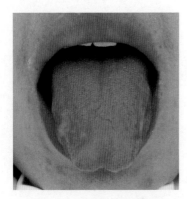

图 3-20　淡嫩舌、水滑苔

1. 舌质

色:淡红;

形:嫩。

2. 舌苔

苔质:薄、水滑;

苔色:白。

临床主证

（1）气血两虚。

（2）脾阳虚,水湿内停。

（3）脏腑功能减退。

（四）淡胖裂纹舌、薄白燥苔

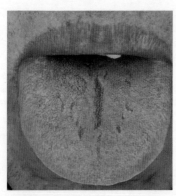

图 3-21　淡胖裂纹舌、薄白燥苔

舌象特征（图 3-21）

1. 舌质

色:淡红;

形:苍老、裂纹。

2. 舌苔

苔质:厚、腻、燥;

苔色:白。

临床主证

（1）血虚不润。

（2）脾虚,舌体失养。

（五）淡红肿胀点刺舌、黄腻苔

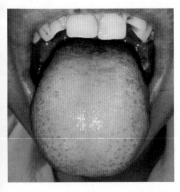

图 3-22　淡红肿胀点刺舌、黄腻苔

舌象特征（图 3-22）

1. 舌质

色:淡红;

形:肿胀、嫩、点刺。

2. 舌苔

苔质:舌根厚、腻;

苔色:黄。

临床主证

（1）表邪入里化热。

（2）脾胃湿热。

（3）痰热内阻。

（六）淡红齿痕舌、薄白苔

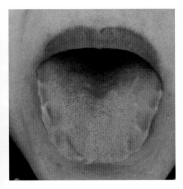

图 3-23　淡红齿痕舌、薄白苔

舌象特征（图 3-23）

1. 舌质

色:淡红;

形:胖大、嫩、齿痕。

2. 舌苔

苔质:薄、滑;

苔色:白。

临床主证

（1）气虚,气不化津。

（2）脾胃虚弱,运化无权。

（七）淡红齿痕舌、薄黄苔

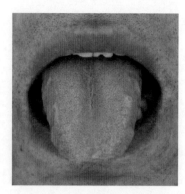

图 3-24　淡红齿痕舌、薄黄苔

舌象特征（图 3-24）

1. 舌质

色：淡红；

形：齿痕。

2. 舌苔

苔质：薄；

苔色：黄。

临床主证

（1）脾胃虚弱，湿热内蕴。

（2）气虚，外感风热之邪。

（八）红裂纹齿痕舌、腐苔

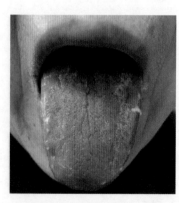

图 3-25　红裂纹齿痕舌、腐苔

舌象特征（图 3-25）

1. 舌质

色：黯红；

形：齿痕、裂纹。

2. 舌苔

苔质：舌中薄，舌边腐苔；

苔色：白。

临床主证

（1）气虚血滞，水津不布。

（2）脾胃不足，湿邪上犯。

（3）胃阴亏虚，痰浊阻滞。

(九)红芒刺舌、黄腻苔

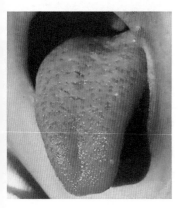

图 3-26 红芒刺舌、黄腻苔

舌象特征(图 3-26)

1. 舌质

色:深红;

形:芒刺、红点。

2. 舌苔

苔质:厚、腻;

苔色:黄。

临床主证

(1)湿热壅于血分。

(2)痰热上扰。

(3)热毒攻心,心火亢盛。

(十)红点刺舌、薄黄苔,舌衄

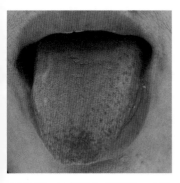

图 3-27 红点刺舌、薄黄苔,舌衄

舌象特征(图 3-27)

1. 舌质

色:红;

形:舌边点刺、舌尖出血点。

2. 舌苔

苔质:略厚;

苔色:微黄。

临床主证

(1)血热,邪热迫血妄行。

(2)心经火热亢盛。

（十一）淡红齿痕舌、花剥苔

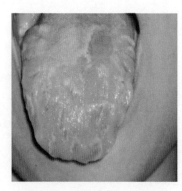

图 3-28　淡红齿痕舌、花剥苔

1. 舌质

色：淡红；

形：齿痕。

2. 舌苔

苔质：舌根略厚、腻、花剥；

苔色：微黄。

临床主证

（1）脾胃气虚，湿浊不化。

（2）痰浊不化，气阴两伤。

（十二）紫红胖大裂纹舌、剥苔

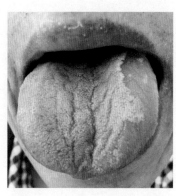

图 3-29　紫红胖大裂纹舌、剥苔

舌象特征（图 3-29）

1. 舌质

色：紫红；

形：胖大，裂纹。

2. 舌苔

苔质：腻，舌边剥脱；

苔色：白。

临床主证

（1）阳气不足，素有痰饮。

（2）胃肠积滞。

（3）湿浊未化，气阴两伤。

（十三）舌疮、白腻苔

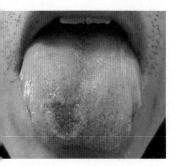

图 3-30　舌疮、白腻苔

1. 舌质

色：淡红；

形：舌疮。

2. 舌苔

苔质：厚、腻、润；

苔色：白。

临床主证

（1）气虚，湿浊不化。

（2）痰浊不化，气阴两伤。

（十四）舌衄、薄黄苔

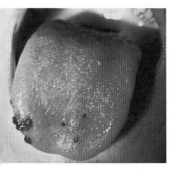

图 3-31　舌衄、薄黄苔

舌象特征（图 3-31）

1. 舌质

色：深红；

形：瘦薄、芒刺、舌尖出血。

2. 舌苔

苔质：薄，舌边剥脱；

苔色：黄。

临床主证

（1）血热，邪热迫血妄行。

（2）心火亢盛。

四、舌态

（一）紫红歪斜舌、剥脱苔

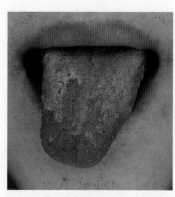

图 3-32 紫红歪斜舌、剥脱苔

舌象特征（图 3-32）

1. 舌质

色：黯红；

形：瘦、芒刺；

态：歪斜。

2. 舌苔

苔质：厚、腻、舌尖剥脱；

苔色：白。

临床主证

（1）肝火夹痰。

（2）痰瘀阻络。

（3）胃阴不足，湿浊未化。

（二）红歪斜点刺舌、黄腻苔

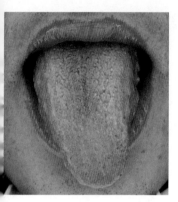

图 3-33　红歪斜点刺舌、黄腻苔

舌象特征（图 3-33）

1. 舌质

色：红；

形：瘦、芒刺；

态：歪斜。

2. 舌苔

苔质：厚、腻；

苔色：黄。

临床主证

（1）肝胆湿热，夹风夹痰。

（2）痰瘀阻络。

（3）中焦积滞，湿浊未化。

（三）红歪斜痿软地图舌

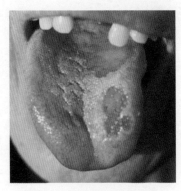

图3-34 红歪斜痿软地图舌

舌象特征（图3-34）

1. 舌质

色：红；

形：瘦、嫩；

态：歪斜、痿软。

2. 舌苔

苔质：地图舌；

苔色：黄。

临床主证

（1）热灼津伤。

（2）气阴两虚。

（3）湿热未尽，胃肾阴竭。

（4）阴虚风动。

（四）短缩舌、焦黑干燥苔

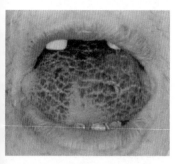

图 3-35　短缩舌、焦黑干燥苔

舌象特征（图 3-35）

1. 舌质

色：淡红；

形：瘦、老；

态：短缩。

2. 舌苔

苔质：燥；

苔色：焦黑。

临床主证

（1）热极津枯。

（2）痰热阻络。

（五）红光莹短缩舌

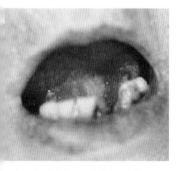

图 3-36　红光莹短缩舌

舌象特征（图 3-36）

1. 舌质

色：红；

形：瘦、嫩；

态：短缩。

2. 舌苔

苔质：润；

苔色：无苔。

临床主证

（1）胃肾阴竭，燥热生风。

（2）热甚伤阴动风。

（六）绛红强硬舌、霉酱苔

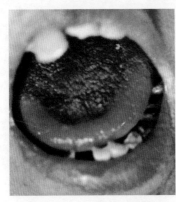

图 3-37　绛红强硬舌、霉酱苔

舌象特征（图 3-37）

1. 舌质

色：深红；

形：瘦、嫩；

态：短缩、强硬。

2. 舌苔

苔质：润；

苔色：霉酱苔。

临床主证

（1）湿热久郁，病传太阴。

（2）胃肠宿垢湿浊，积久化热。

（3）湿温，热入营血。

（4）阴虚，肝风夹痰。

（七）红痿软舌、少苔

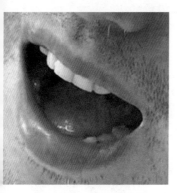

图 3-38　红痿软舌、少苔

1. 舌质

色：红；

形：瘦、嫩；

态：痿软。

2. 舌苔

苔质：润；

苔色：少苔。

临床主证

（1）热邪上犯，阴虚火旺。

（2）久病，气血亏虚。

一、气虚证

常见症状

神疲乏力,气短息弱,声低懒言,或面白少华,头晕,自汗,易感冒,活动后诸症加重,脉虚弱。

常见舌象(图3-39、图3-40)

气虚舌象:舌淡嫩,苔白。

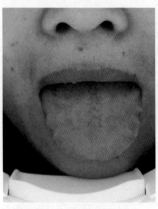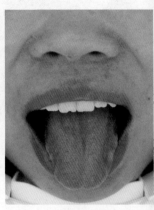

图3-39 气虚证 淡嫩舌、白苔1

图3-40 气虚证 淡嫩舌、白苔2

二、气滞证

以局部或全身胀、闷、痛等症状为主症,且症状时轻时重,走窜不定,按之无形,常随情绪、太息、嗳气、矢气而变化,脉象多弦。

常见舌象(图3-41、图3-42)

气滞舌象:舌象可无明显变化。

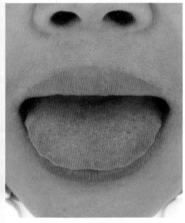 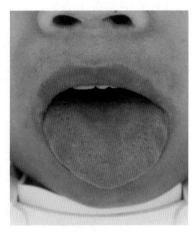

图3-41　气滞证　舌象无明显变化1　　图3-42　气滞证　舌象无明显变化2

三、血虚证

常见症状

面白无华或萎黄,唇、爪、眼睑色淡,头晕眼花,心悸健忘,失眠多梦,手足发麻,四肢拘急不利,妇女月经后期、量少、色淡,乃至闭经,脉细无力。

常见舌象(图3-43、图3-44)

血虚舌象:舌淡白、白苔。

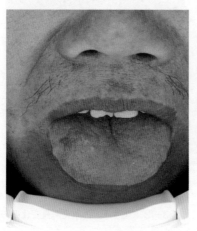 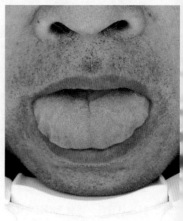

图3-43 血虚证 淡白舌、白苔1　　图3-44 血虚证 淡白舌、白苔2

四、血瘀证

面色紫黯或黧黑,唇、爪甲紫黯;或疼痛,以刺痛为主,痛处不移而拒按,常夜间加重;肿块,质地较硬,浅表者色青紫而突起,在腹内者可触及其形且推之不移;出血,色紫黯而质黏稠,夹血块,或大便色黑如柏油;或皮下、舌上有瘀点、瘀斑,舌下络脉粗胀青紫,或腹部青筋暴露,或皮肤丝状血缕,或肌肤甲错。妇女可见痛经、经闭或崩漏。脉象细涩,或结代,或无脉。

血瘀舌象:舌质紫,或有瘀点、瘀斑,舌下络脉粗胀青紫。

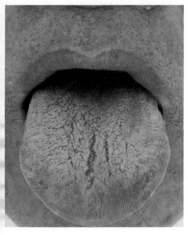 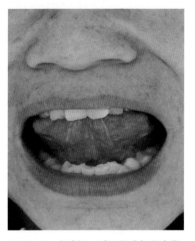

图 3-45　血瘀证　紫舌伴瘀点瘀斑　　　图 3-46　血瘀证　舌下络脉粗胀青紫

五、血热证

常见症状

咳血、吐血、鼻衄、齿衄、尿血、便血、肌衄、月经过多、崩漏等急性出血症,血色鲜红质稠,身热夜甚,面红目赤,口干而饮水不多,尿短黄,或烦躁狂乱,神昏谵语,或皮疹紫红密集,或疮疡红肿热痛,脉滑数或弦数。

常见舌象(图3-47、图3-48)

血热舌象:舌质红绛、少苔。

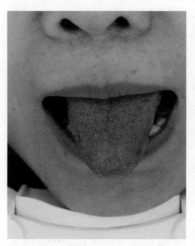 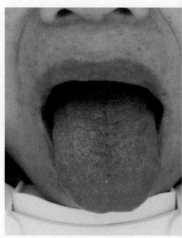

图3-47 血热证 红绛舌、少苔1　　图3-48 血热证 红绛舌、少苔2

六、血寒证

常见症状

手足、颜面、耳垂等处冷痛、麻木、肿胀、青紫甚至溃烂,或关节、巅顶、胸、腹等处冷痛、拘急或剧痛难忍,或痛经而小腹剧痛、冷痛,得温则减,遇寒加重,月经愆期,经色紫黯夹血块,恶寒肢凉,面唇青紫,脉沉迟或弦、涩。

常见舌象(图3-49、图3-50)

血寒舌象:舌淡紫或淡白,苔白滑而润。

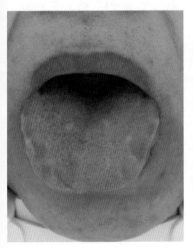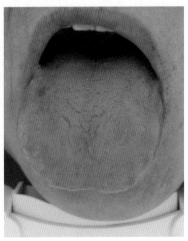

图3-49 血寒证 淡紫舌、白滑苔　　图3-50 血寒证 淡白舌、白滑苔

七、津液亏虚证

常见症状

口唇、鼻咽、皮肤干燥或皲裂,毛发干枯,口渴喜饮,小便短少,大便干结,干咳无痰,或痰少而黏,难于咯出,神疲乏力,脉细等,为津亏证。若目眶深陷,皮肤松弛失去弹性,两目干涩,啼哭无泪,尿量极少甚至无尿,精神萎靡或烦躁不宁,面色枯槁无华,骨瘦如柴,脉细数、劲急,为液脱证。

常见舌象(图3-51、图3-52)

津亏舌象:舌质红,苔薄而干;液脱舌象:舌红绛而瘦,苔少或无苔。

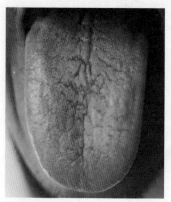 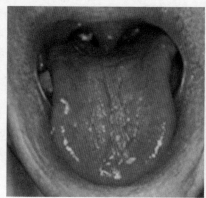

图3-51 津亏证 红舌、薄干苔　　　图3-52 液脱证 红绛舌、少苔

八、痰湿证

常见症状

咳喘咯痰,痰质黏稠,喉中痰鸣,呕吐痰涎;痰核,瘿瘤,瘰疬,乳癖,关节肿痛而屈伸不利;眩晕心悸,胸闷脘痞,肢体麻木,半身不遂,舌强言謇;失眠,神志迷蒙或昏仆,癫,狂,痫,痴,梅核气;形体肥胖,白带量多而不孕;脉滑,为痰证。

头重如裹,胸闷脘痞,口腻纳呆,或恶心呕吐,食少腹胀,肢沉体困,关节肿痛重着,便溏而不爽,尿浊而不畅,或妇女带下量多质稠,或阴部湿疹瘙痒,或下肢浮肿,病势缠绵而病程较长,脉濡缓,为湿证。

常见舌象(图3-53、图3-54)

痰证舌象:舌质无特征性改变,苔厚腻;湿证舌象:舌淡胖边有齿痕,苔厚腻。

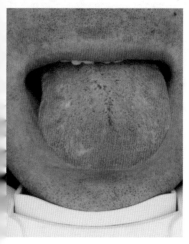 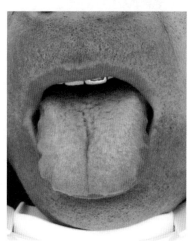

图 3-53　痰证　厚腻苔　　　图 3-54　湿证　淡胖齿痕舌、厚腻苔

九、水饮证

随水饮停积部位不同而症状各异。呕吐清稀涎水,脘痞腹胀,胃脘振水音,肠鸣辘辘,泄泻,称痰饮;咳嗽痰白、量多而清稀,气喘息涌,张口抬肩,不能平卧,胸膈胀闷,背心恶寒,或伴哮鸣,称支饮;胸胁饱满胀痛,按之有波动感,咳唾、转侧则痛剧,称悬饮;眩晕心悸,畏寒肢冷,口不渴或渴喜热饮,小便不利,称饮邪凌心。脉沉弦。

常见舌象(图 3-55、图 3-56)

水饮证舌象:舌淡胖边有齿痕,苔白滑。

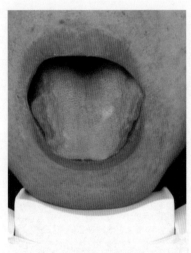 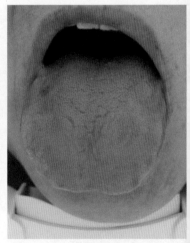

图 3-55 水饮证 淡胖齿痕舌、白滑苔 1　　图 3-56 水饮证 淡胖齿痕舌、白滑苔 2

十、阳虚证

畏冷肢冷,面色㿠白,口淡不渴,或渴喜热饮,小便清长,大便溏薄或完谷不化,脉沉迟或细弱等。

阳虚证舌象:舌淡胖,苔白滑。

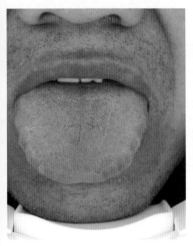 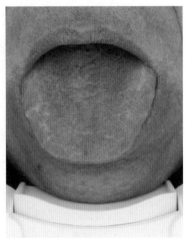

图 3-57　阳虚证　淡胖舌、白滑苔 1 　　图 3-58　阳虚证　淡胖舌、白滑苔 2

十一、阴虚证

常见症状

五心烦热，或骨蒸潮热，颧红盗汗，口燥咽干，心烦失眠，形体消瘦，或眩晕耳鸣，小便短黄，大便干结，脉细数等。

常见舌象（图3-59、图3-60）

阴虚证舌象：舌质红，苔少而干。

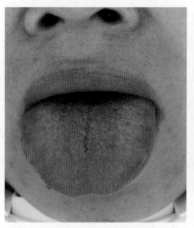 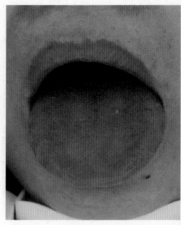

图3-59　阴虚证　红舌、苔少而干1　　　　图3-60　阴虚证　红舌、苔少而干2

十二、实热证

常见症状

发热恶热,喜冷,口渴喜冷饮,面红目赤,烦躁昏谵,或痰、涕黄稠,或吐血、衄血,小便短赤,大便干结,脉滑数等。

常见舌象(图3-61、图3-62)

实热证舌象:舌质红,苔黄燥。

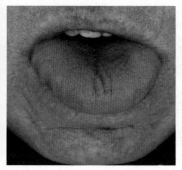 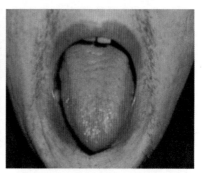

图3-61　实热证　红舌、黄燥苔1　　　图3-62　实热证　红舌、黄燥苔2

十三、实寒证

常见症状

恶寒或畏寒喜暖,面色淡白或㿠白,肢冷蜷卧,口淡不渴,或痰、涎、涕清稀量多,小便清长,大便稀溏,脉迟或紧等。

常见舌象(图3-63、图3-64)

实寒证舌象:舌质淡,苔白而润。

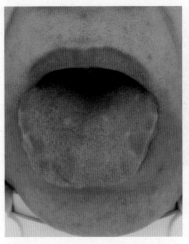 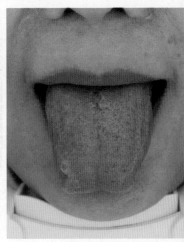

图3-63　实寒证　淡白舌、白滑苔1　　图3-64　实寒证　淡白舌、白滑苔2

十四、食积证

常见症状

胃脘胀满或作痛,嗳腐吞酸,纳呆厌食,恶心或吐出酸腐不化的食物,脉滑有力,为食滞胃脘;脐腹胀满作痛,肠鸣而矢气频传,大便不爽,泻出糊状、水样粪便而臭如败卵,或便秘,脉沉滑,为食滞肠道。

常见舌象(图3-65、图3-66)

食积证舌象:舌质无特征性改变,舌苔厚腻腐浊。

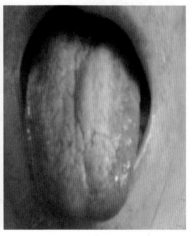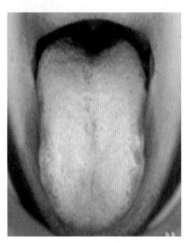

图3-65　食积证　腻腐苔1　　　　图3-66　食积证　腻腐苔2

一、呼吸系统疾病

1. 急性支气管炎（图 3-67）

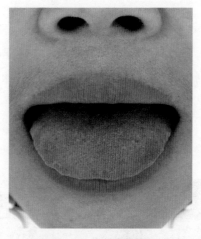

图 3-67　急性支气管炎

实例举隅

李某，受寒 1 天后，出现咳嗽、气喘、咯痰色白清稀、喉痒不适、微恶寒发热、鼻塞流清涕，脉浮紧。

舌象特征

舌质淡，苔薄白。

西医诊断

急性支气管炎。

中医诊断

咳嗽，风寒束肺证。

2. 慢性支气管炎（图 3-68）

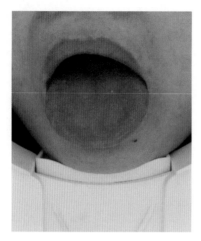

图 3-68　慢性支气管炎

王某,咳嗽、咳痰伴有胸闷、憋气 10 余年,加重 1 月。患者 20 年前无明显诱因出现咳嗽、咳痰,反复发作,多以受凉、感冒为诱因,冬春多发,予抗感染、平喘治疗后可缓解。1 月前感冒后出现咳嗽、咳痰、憋喘伴发热,现患者干咳痰少,声音嘶哑,脉细数。

舌象特征

舌质红、少苔。

西医诊断

慢性支气管炎。

中医诊断

咳嗽,肺阴虚证。

3. 肺炎（图3-69）

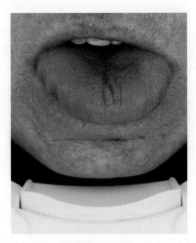

图3-69 肺炎

实例举隅

崔某,3天前受凉后突然出现寒战、高热,体温40℃,咳嗽,咳痰,右侧胸痛,纳差,大便秘结,小便短黄,脉滑数。

舌象特征

舌质红、苔黄厚。

西医诊断

肺炎。

中医诊断

咳嗽,痰热壅肺证。

二、消化系统疾病

1. 慢性胃炎（图 3-70）

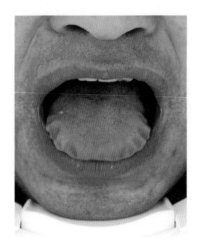

图 3-70　慢性胃炎

实例举隅

刘某,长期上腹部隐痛伴反酸、嗳气、食欲不振。胃镜检查示胃黏膜充血,腺体减少。诸症食后加重,按揉或得温缓解,少气乏力,面色淡白,脉缓弱。

舌象特征

舌淡边有齿痕,苔薄白。

西医诊断

慢性胃炎。

中医诊断

胃痛,脾胃气虚证。

2. 胃下垂（图 3-71）

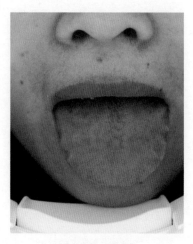

图 3-71　胃下垂

王某,自觉上腹部饱胀感,食后尤甚,伴嗳气、便秘。西医诊断为中度胃下垂。患者常有脘腹坠胀感,气短乏力,眩晕耳鸣,脉弱。

舌象特征

舌质淡,苔薄白。

西医诊断

胃下垂。

中医诊断

胃痛,脾虚气陷证。

3. 胃溃疡（图 3-72）

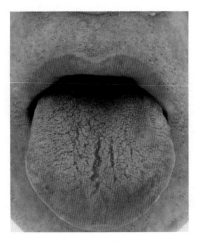

图 3-72　胃溃疡

实例举隅

张某,上腹部间歇规律针刺样疼痛 4 年,常于进餐后半小时发作,痛处固定而拒按,面色、嘴唇色黯,脉细。

舌象特征

舌质紫黯有瘀点瘀斑,苔薄白。

西医诊断

胃溃疡。

中医诊断

胃痛,瘀血内阻证。

4. 急性胆囊炎（图 3-73）

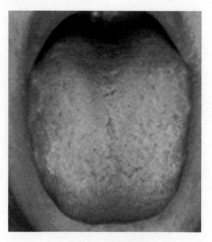

图 3-73 急性胆囊炎

实例举隅

王某，进食油腻后出现上腹部灼痛，放射到背部，伴有口苦、发热、小便短赤，脉滑数。

舌象特征

舌质红，苔黄腻。

西医诊断

急性胆囊炎。

中医诊断

腹痛，湿热内蕴证。

5. 胆石症（图 3-74）

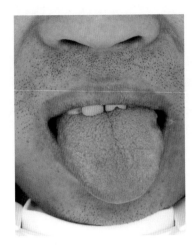

图 3-74　胆石症

黄某,反复上腹部胀痛 2 年,常伴呃逆,食少纳差。情绪急躁易怒,
善太息,脉弦。

舌淡红,苔薄黄。

胆石症。

腹痛,肝胃郁热证。

三、心血管系统疾病

1. 慢性心功能不全（图 3-75）

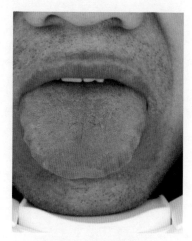

图 3-75　慢性心功能不全

实例举隅

姜某，心脏病病史 5 年，现见心悸、气促、咳嗽、咳白色泡沫痰，心率 120 次 /min，两肺底部湿啰音。患者肢体浮肿，神疲乏力，脉沉细。

舌象特征

舌淡胖有齿痕，苔白滑。

西医诊断

慢性心功能不全。

中医诊断

心悸，心肾阳虚水泛证。

2. 冠状动脉粥样硬化性心脏病（图 3-76）

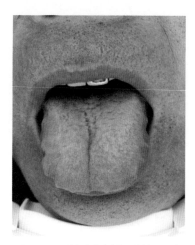

图 3-76 冠状动脉粥样硬化性心脏病

实例举隅

曾某，胸前区憋闷疼痛，伴心悸、恶心，血压下降。心胸憋闷以闷痛为主，患者体胖，脉滑。

舌象特征

舌淡，苔白厚腻。

西医诊断

冠状动脉粥样硬化性心脏病。

中医诊断

胸痹，痰浊内停证。

3. 心律失常（图 3-77）

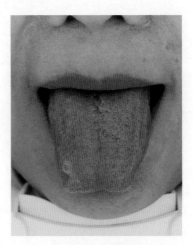

图 3-77　心律失常

吴某,心悸,胸闷伴汗出,无恶心呕吐,无明显胸痛,无意识丧失,无咳嗽咳痰。心电图检查提示心律失常。患者气短乏力,面色淡白,脉弱。

舌象特征

舌淡紫、苔薄白。

西医诊断

心律失常。

中医诊断

心悸,心气虚证。

4. 原发性高血压(图 3-78)

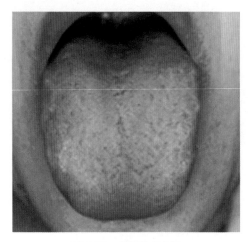

图 3-78　原发性高血压

王某,原发性高血压病史 3 年,近 1 个月来头痛,头晕,乏力。检查血压 170/120mmHg(1mmHg=0.133kpa)。心界未扩大,心电图及心脏彩超检查正常。患者伴有眩晕耳鸣,面红目赤,脉弦细数。

舌象特征

舌质红、苔黄腻。

西医诊断

原发性高血压。

中医诊断

中风,肝阳上亢证。

四、血液病和结缔组织病

1. 贫血（图 3-79）

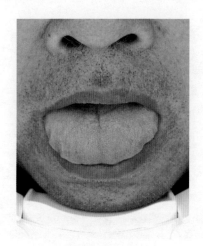

图 3-79　贫血

实例举隅

张某，心悸，头晕，倦怠，注意力不集中，记忆力减退，食欲不佳，面色淡白无华，唇爪色淡，手足麻木，脉细弱。

舌象特征

舌质淡白、边有齿痕。

西医诊断

贫血。

中医诊断

虚劳，气血两虚证。

2. 类风湿关节炎（图 3-80）

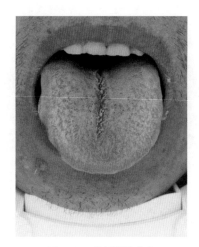

图 3-80　类风湿关节炎

实例举隅

贾某,手指近端指间关节晨僵,肿胀,疼痛,遇寒加重。患者常感脘腹痞闷胀痛,泛恶欲吐,口淡不渴,纳呆便溏,头身困重,脉濡缓。

舌象特征

舌质淡,苔白腻。

西医诊断

类风湿关节炎。

中医诊断

痹证,寒湿阻络证。

五、内分泌和代谢性疾病

1. 糖尿病 1（图 3-81）

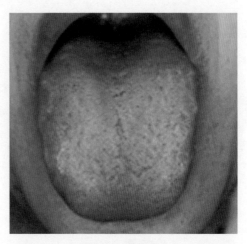

图 3-81　糖尿病 1

实例举隅

程某，平时嗜食肥甘厚味，常酗酒，1 年来出现多食易饥，近 3 个月来上症加重，并觉口渴欲饮，小便频，大便干结，2 个月内体重下降 6kg。空腹血糖 8.3mmol/L，脉滑数有力。

舌象特征

舌红、裂纹，苔黄腻。

西医诊断

糖尿病。

中医诊断

消渴，胃热炽盛证。

2. 糖尿病 2（图 3-82）

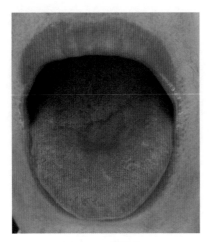

图 3-82　糖尿病 2

实例举隅

廖某, 糖尿病 20 余年, 服用二甲双胍、罗格列酮治疗, 空腹血糖 6.3mmol/L。近日常觉口干口苦, 腰膝酸软, 五心烦热, 小便少, 大便结。舌红、少苔苔黄, 脉细数。

舌象特征

舌红、齿痕, 少苔。

西医诊断

糖尿病。

中医诊断

消渴, 阴虚火旺证。

3. 高脂血症（图 3-83）

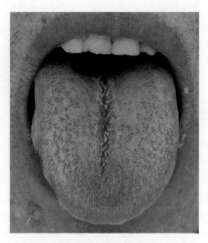

图 3-83　高脂血症

实例举隅

彭某，平素喜食肥甘，近日自觉头晕，晨起尤甚，乏力，口淡，纳差，大便黏腻。血总胆固醇 11.17mmol/L，脉缓。

舌象特征

淡红齿痕裂纹舌，黄腻苔。

西医诊断

高脂血症。

中医诊断

眩晕，痰浊中阻、郁而化热证。

4. 痛风（图 3-84）

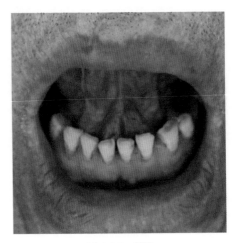

图 3-84　痛风

刘某，近半年关节肿痛，反复发作，时轻时重。血尿酸 644mmol/L，下肢局部皮肤黯红，体虚乏力。脉沉涩。

舌象特征

黯红齿痕瘀斑舌，舌脉曲张，薄白苔。

西医诊断

痛风。

中医诊断

痹证，痰瘀阻滞证。

六、神经系统疾病

1. 脑梗死（图 3-85）

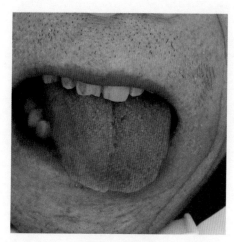

图 3-85　脑梗死

实例举隅

王某，身体困重，言语謇涩，口眼歪斜，右侧肢体偏瘫，独立行走困难。CT 提示，左侧基底节脑梗死。脉弦滑。

舌象特征

红齿痕歪斜舌，白腻苔。

西医诊断

脑梗死。

中医诊断

中风，肝风夹痰证。

2. 睡眠障碍（图 3-86）

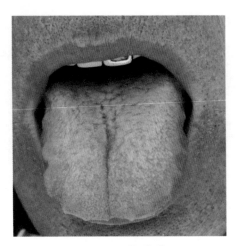

图 3-86　睡眠障碍

秦某,近半年入睡困难,多梦,急躁易怒,口干口苦,纳差,大便结。脉沉滑。

红舌、黄腻苔。

睡眠障碍。

不寐,痰热内扰证。

3. 偏头痛（图 3-87、图 3-88）

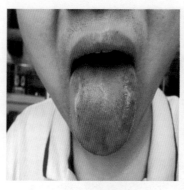 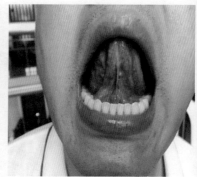

图 3-87　偏头痛 1　　　　　　　图 3-88　偏头痛 2

实例举隅

黄某，近半年头痛反复发作，痛如针刺，痛处固定。发作时伴有恶心、呕吐、畏光、眩晕等。脉弦涩。

舌象特征

舌质黯，瘀斑，舌下络脉曲张。

西医诊断

偏头痛。

中医诊断

头痛，瘀血阻络证。

七、泌尿系统疾病

1. 慢性肾小球肾炎 1（图 3-89）

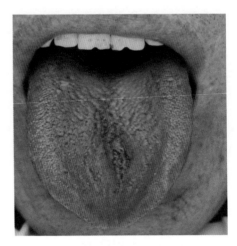

图 3-89　慢性肾小球肾炎 1

实例举隅

梁某,颜面及双下肢浮肿,咽痛,神疲体倦,全身消瘦,口苦口臭,自觉上腹部胀满,纳差,尿量少,大便干。脉弦滑略数。

舌象特征

舌质红,苔黄干。

西医诊断

慢性肾小球肾炎。

中医诊断

水肿,肝胆郁热、化火伤阴证。

2. 慢性肾小球肾炎 2（图 3-90）

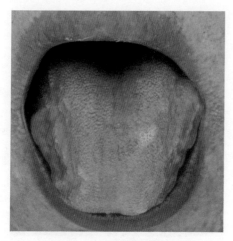

图 3-90　慢性肾小球肾炎 2

实例举隅

张某，头面及四肢浮肿，反复发作数月，神疲体倦，畏寒肢凉，语声低微，呼吸困难，腹部肿大，肚脐稍突。纳少，尿少，大便溏。脉沉细无力。

舌象特征

舌质淡，苔白滑。

西医诊断

慢性肾小球肾炎。

中医诊断

水肿，脾肾阳虚、水湿不化证。

3. 尿路感染（图3-91）

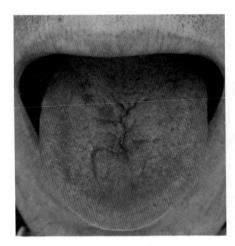

图3-91　尿路感染

实例举隅

梁某，近3日尿频数、尿道灼热刺痛急、小便色黄，小腹坠胀，明显腰痛，口干不欲饮。脉濡数。

舌象特征

舌质红，裂纹，干黄腻类剥苔。

西医诊断

尿路感染。

中医诊断

淋证，膀胱湿热证。

八、妇科疾病

1. 多囊卵巢综合征（图 3-92）

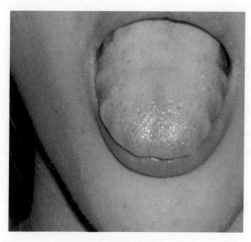

图 3-92　多囊卵巢综合征

实例举隅

段某，月经 7 月未至。体胖痰多，平素月经量少，色淡，质黏腻，带下量多，胸闷泛恶，四肢倦怠。脉濡缓。

舌象特征

舌质淡，齿痕，苔白滑腻。

西医诊断

多囊卵巢综合征。

中医诊断

闭经，痰湿困脾型。

2. 围绝经期综合征（图 3-93）

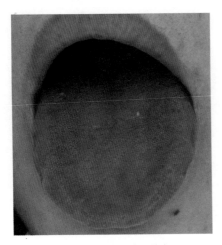

图 3-93　围绝经期综合征

陈某,女,49 岁。身体消瘦,月经不调,经量忽多忽少,色鲜红。常发耳鸣,耳鸣如蝉声。心烦易怒,面部烘热,天气不热但常汗出,腰膝酸软,足跟痛。脉弦细数。

舌象特征

舌红,苔少。

西医诊断

围绝经期综合征。

中医诊断

绝经前后诸证,肝肾阴虚证。

3.原发性痛经(图 3-94)

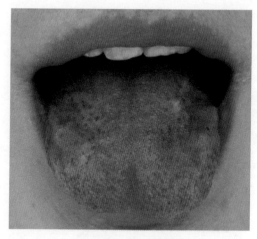

图 3-94　原发性痛经

实例举隅

默某,女,20 岁。行经腹痛 5 年。患者 14 岁月经初潮,周期正常,但每于经前,经期小腹胀痛、拒按,经前 1 周出现胸肋乳房胀痛、量不多,色紫黯有块,块下痛减,伴急躁易怒、乳房胀痛,脉弦。

舌象特征

舌黯红,瘀斑,苔润、薄。

西医诊断

原发性痛经。

中医诊断

痛经,肝郁气滞证。

4.慢性阴道炎（图3-95）

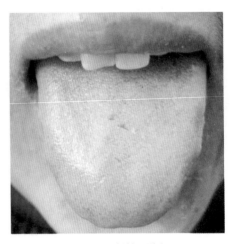

图3-95　慢性阴道炎

实例举隅

良某,女,36岁。带下量多,色白,质稀薄,绵绵不断,无臭;神疲肢倦,四肢不温,纳少便溏,两足跗肿,面色淡白。脉沉缓。

舌象特征

舌淡红、轻微齿痕,苔润、白腻。

西医诊断

慢性阴道炎。

中医诊断

带下病,脾虚湿盛证。

九、男科疾病

1. 少弱精子症(图 3-96)

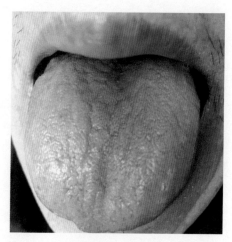

图 3-96　少弱精子症

实例举隅

赵某,婚后 2 年未育,精液分析结果显示精子数量为 $11 \times 10^{6}/ml$,精子前向运动百分率 < 30%,精子液化时间 60 分钟。头晕耳鸣,腰膝酸软,手足心热。脉沉细。

舌象特征

舌淡红、轻微齿痕,少苔。

西医诊断

少弱精子症。

中医诊断

不育症,肾阴虚证。

2. 性功能障碍（图 3-97）

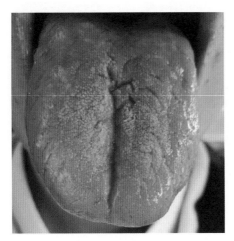

图 3-97　性功能障碍

良某,因工作压力大,近半年阳痿不举,烦躁易怒,胸脘不适,胁肋胀痛,食少便溏,苔薄,脉弦。

舌红、裂纹,苔薄黄。

性功能障碍。

阳痿,肝郁化火型。